AF712297

OBSERVATION

DE

MÉNINGITE AIGUE

TRAITÉE PAR L'IODURE DE POTASSIUM A HAUTE DOSE

GUÉRISON RAPIDE

QUELQUES CONSIDÉRATIONS SUR CETTE MÉTHODE
DE TRAITEMENT DE LA MÉNINGITE

PAR

LE Dr A. RODET

Ancien chirurgien en chef de l'Antiquaille,
Président de la Société protectrice de l'Enfance de Lyon.

Présenté à la Société nationale de Médecine de Lyon
Dans sa séance du 2 décembre 1878.

LYON
ASSOCIATION TYPOGRAPHIQUE
C. Riotor, rue de la Barre, 12.

1879

OBSERVATION

DE

MÉNINGITE AIGUE

TRAITÉE PAR L'IODURE DE POTASSIUM A HAUTE DOSE

GUÉRISON RAPIDE

QUELQUES CONSIDÉRATIONS SUR CETTE MÉTHODE DE TRAITEMENT DE LA MÉNINGITE

BIBLIOTHÈQUE NATIONALE R.F. IMPRIMÉS

PAR

LE Dr A. RODET

Ancien chirurgien en chef de l'Antiquaille,
Président de la Société protectrice de l'Enfance de Lyon.

Présenté à la Société nationale de Médecine de Lyon
Dans sa séance du 2 décembre 1878.

DEPOT LEGAL
Rhône
n° 144
1879

LYON
ASSOCIATION TYPOGRAPHIQUE
C. Riotor, rue de la Barre, 12.

1879

Te 67/56

OBSERVATION

DE

MÉNINGITE AIGUE

TRAITÉE PAR L'IODURE DE POTASSIUM A HAUTE DOSE

GUÉRISON RAPIDE

QUELQUES CONSIDÉRATIONS SUR CETTE MÉTHODE DE TRAITEMENT DE LA MÉNINGITE

Le 19 novembre dernier, je fus appelé par mon neveu, le docteur Henri Rodet, auprès de Mlle Ch..., âgée de 19 ans et demi. Cette jeune fille était malade depuis douze ou quinze jours et sa maladie avait été caractérisée jusqu'alors par une douleur atroce de la moitié gauche de la tête, avec vomissements répétés, constipation opiniâtre et insomnie. Ces symptômes avaient résisté à tous les moyens qu'on leur avait opposés, tels que : injections hypodermiques de morphine, glace à l'intérieur, lavements purgatifs, vésicatoires aux cuisses, sinapismes aux jambes, etc.

Le jour de la consultation, je constatai tous les symptômes que je viens d'énumérer. Le pouls battait 104 fois par minute; les pupilles étaient plutôt resserrées que dilatées; la lumière était difficilement supportée; les urines étaient presque supprimées. Les douleurs de la tête étaient si vives qu'elles arrachaient à tout instant des cris à la malade, surtout le soir où elles offraient une recrudescence marquée.

Cette jeune fille était un peu lymphatique, mais elle avait toujours joui d'une bonne santé. Comme cause de sa maladie, nous ne pûmes découvrir qu'un travail intellectuel peut-être un peu exagéré auquel elle s'était livrée pour obtenir ses deux diplômes.

La prescription que nous formulâmes d'un commun accord fut la suivante :

1° Pilules d'un centigr. d'extrait de belladone, trois par jour ;

2° Un petit lavement le matin avec 0,70 c. de sulfate de quinine ;

3° Un autre petit lavement le soir avec infusion de valériane et chloral ;

4° Onctions sur le côté gauche de la tête avec une pommade composée de 30 gr. d'axonge, de 6 gr. de chloroforme et d'un gramme de cyanure de potassium ;

5° Sinapismes aux jambes et poudres irritantes aux pieds ;

6° Au moment des douleurs les plus vives et des agitations fortes, faire respirer un peu de chloroforme.

20 novembre. Les vomissements sont arrêtés. La malade a un peu dormi. La nuit a été un peu moins agitée que les précédentes.

Les autres symptômes ne se sont pas modifiés.

Pas d'évacuation alvine malgré le lavement purgatif. Très-peu d'urine.

On réitérera la prescription du 19.

22. La légère amélioration du 20 ne s'est pas maintenue. La veille, la malade a été très-agitée. Ses cris ont été plus violents que jamais. Le délire est survenu. La malade ne répond plus aux questions qu'on lui fait. Lorsqu'on lui demande de tirer la langue, elle en montre à peine le bout. Elle porte souvent sa main gauche à la tête. Le bras droit est immobile. Si on le soulève, il retombe comme une masse inerte. Le bras gauche soulevé de même retombe plus lentement. Lorsqu'on

demande à la malade de serrer la main que l'on met dans la sienne, elle le fait légèrement avec la gauche; nullement avec la droite.

Les membres inférieurs ont conservé leur sensibilité et leur motilité.

Toujours point d'évacuation alvine, quoiqu'on ait fait prendre la veille six pilules de Frank.

Urines toujours très-rares.

Prescription. Pastille de potasse à la nuque, mouche de Milan derrière l'oreille gauche, deux larges vésicatoires aux mollets. Lavement purgatif. Un petit lavement matin et soir avec une verrée d'infusion de valériane et 1,50 c. de poudre d'assa fœtida.

Ces moyens constituaient, sans contredit, une médication très-énergique; mais la maladie nous paraissait si grave et cette jeune fille nous semblait menacée d'une mort si prochaine, que nous crûmes devoir ajouter à notre prescription un remède héroïque, c'est-à-dire trois grammes d'iodure de potassium à faire prendre en vingt-quatre heures dans un demi-litre de tisane de tilleul.

23. Le lavement a amené une abondante évacuation.

La nuit a été un peu moins mauvaise. Agitation et cris un peu moins violents. La malade paraît comprendre un peu mieux les questions qu'on lui fait. Lorsqu'on lui demande où elle souffre, elle porte sa main gauche sur le côté correspondant de la tête et derrière le cou, où la potasse a été appliquée.

La paralysie du bras droit est toujours complète.

Prescription. La dose de l'iodure de potassium sera portée à 4 grammes pour vingt-quatre heures.

On continuera les petits lavements d'assa fœtida.

Un peu de lait pour nourriture.

24. Amélioration sensible, nuit calme, sans cris et sans agitation. La malade accuse encore de la douleur dans le côté gauche de la tête.

Le bras droit est toujours paralysé.

Les urines ont été un peu plus abondantes.

Prescription. La dose de l'iodure sera portée à 5 grammes par jour.

25. L'amélioration a fait des progrès remarquables. L'intelligence est revenue. La douleur de la tête est beaucoup moins violente. Les mouvements commencent à revenir dans le bras droit. La malade peut porter sa main droite jusqu'au front. Le pouls n'est plus qu'à 88.

La prescription est continuée sans changement.

27. La malade sourit en nous voyant. Le bras droit a repris plus de force. La douleur de la tête est réduite à peu de chose. Une évacuation alvine a eu lieu spontanément.

Les urines sont naturelles.

La malade demande à manger.

Prescription. Continuer l'iodure de potassium à la dose précédente.

Encore un petit lavement d'assa fœtida chaque soir.

Lait, bouillons et légers potages pour nourriture.

29. La malade peut être considérée comme étant en convalescence.

La douleur de la tête est à peu près nulle.

Le bras a repris toute sa force.

Le sommeil est bon.

L'appétit augmente chaque jour.

Prescription. On continuera l'usage de l'iodure de potassium encore pendant quelques jours, en en diminuant la dose graduellement. On n'emploiera pas d'autre remède, mais l'on soumettra la malade à une hygiène convenable.

Je n'ai pas revu cette jeune fille depuis ce jour-là, mais j'ai eu plusieurs fois de ses nouvelles. La convalescence a marché régulièrement et la guérison était complète quelques jours après ma dernière visite.

RÉFLEXIONS.

Le traitement de la méningite par l'iodure de potassium à haute dose a été préconisé par plusieurs praticiens, et néanmoins on peut dire qu'il est à peu près complètement inconnu. Si je l'ai conseillé dans un cas qui me paraissait désespéré, c'est que je connaissais vaguement les résultats heureux de cette médication consignés dans un mémoire qui m'avait été signalé par un de nos honorables confrères de l'armée. Ce mémoire, que le docteur Guillemin, médecin de l'hôpital militaire des Colinettes, a bien voulu mettre à ma disposition, a été présenté à l'Académie de médecine en 1860 et a été inséré dans le *Moniteur des sciences médicales et pharmaceutiques* en 1861, numéros de mai et de juin. Son auteur est le docteur Bourrousse de Laforre, ancien interne de l'hôpital des Enfants, à Paris, et médecin en chef de l'hospice des Quinze-Vingts. Il contient l'histoire de huit malades atteints de méningite tuberculeuse traités par l'iodure de potassium à haute dose. Ces malades ont été tous guéris par cette médication que l'auteur déclare infaillible, ou à peu près infaillible. Partant de l'opinion généralement admise que cette maladie est incurable par les autres méthodes de traitement, il en conclut que si la médication qu'il préconise produisait entre les mains de tous les médecins les mêmes résultats qu'entre les siennes, elle sauverait chaque année plus de quinze mille malades en France et de cent à deux cent mille en Europe. Puis, dans son enthousiasme, il proclame que sa découverte peut être mise en parallèle avec celle de Jenner !

Je ne veux pas reproduire ici toutes les observations que contient ce mémoire, mais je crois devoir résumer la première qui offre une analogie frappante avec celle que je publie moi-même :

Enfant de cinq ans, de constitution faible. Tombe malade le 15 janvier 1846 : céphalalgie, vomissements, fièvre, inappétence.

Les jours suivants les symptômes s'aggravent de plus en plus.

Le 17, on applique quatre sangsues derrière chaque oreille, et le lendemain on met un vésicatoire à chaque jambe.

19. Cris plaintifs, regard mourant, traits altérés.

20. Quelques mouvements convulsifs, yeux enfoncés dans les orbites et entourés d'un cercle brun.

21. Coma, décomposition des traits, figure rapetissée, faiblesse extrême, pouls à peine sensible.

Le malade paraît voué à une mort très-prochaine.

On prépare une potion avec : eau 60 grammes, sirop 15 grammes et iodure de potassium 5 grammes, que l'on fait prendre à l'enfant par cuillerée à café toutes les trois heures.

22. Même état, mais cessation des mouvements convulsifs.

23. La nuit a été meilleure. Les cris ont cessé, l'enfant ouvre les yeux, la figure est plus sereine, et le pouls se relève.

Il y a eu une selle naturelle.

Les jours suivants l'amélioration fait des progrès et l'on cesse l'usage de l'iodure de potassium le 26, c'est-à-dire après en avoir fait prendre dix grammes en cinq jours.

A partir de ce moment, l'enfant marche régulièrement vers une guérison complète.

Ce qui a lieu de surprendre, c'est qu'un mémoire contenant des faits aussi importants ait passé en quelque sorte inaperçu, malgré la publicité qui lui a été donnée ; c'est que le traitement dont il tend à démontrer la haute valeur n'ait pas été expérimenté par tous les praticiens contre une maladie qui résiste si souvent à toutes les autres ressources de l'art.

Peut-être trouverait-on l'explication de cette indifférence en supposant que les médecins qui ont essayé cette médication ont donné le remède avec trop de timidité et à dose trop faible pour obtenir l'effet curatif, ce qui leur a fait croire à son inefficacité.

Il ne faut pas croire toutefois que cette méthode de traitement n'ait donné des succès remarquables qu'entre les mains du docteur Bourrousse de Laforre. On lit dans le récent *Traité de thérapeutique appliquée* du professeur Fonssagrives : 1° que le docteur Coldstream a conseillé l'iodure de potassium contre la méningite granuleuse avec une conviction *qui ne lui paraît pas exagérée ;* 2° que M. Leroy de Méricourt lui a dit avoir vu des accidents cérébraux imminents s'arrêter sous l'influence de l'iodure de potassium, donné de façon à amener les premiers signes de la saturation iodique ; 3° qu'un médecin des environs de Montpellier lui a cité un bon nombre de cas dans lesquels l'efficacité de l'iodure de potassium lui paraissait avoir été hors de doute ; 4° enfin qu'un médecin écossais, Rob. Turner, a beaucoup vanté l'association de l'emploi de l'iodure de potassium à l'intérieur et des frictions d'huile de croton tiglium sur le cuir chevelu. Après ces citations, M. Fonssagrives déclare que l'iodure de potassium constitue un progrès important dans la thérapeutique d'une affection dont l'incurabilité est notoire et qu'il ne saurait trop recommander ce moyen.

Mais cet auteur pense, de même que ceux qu'il cite dans

son livre, que l'iodure de potassium doit être donné dès le début de la maladie, avant que celle-ci ait amené des désordres matériels dans les méninges et dans le cerveau.

Ce précepte est très-important, sans doute, mais tous les praticiens savent que le médecin n'est souvent appelé que plusieurs jours après le debut de la maladie, c'est-à-dire que lorsque des désordres matériels sont déjà produits.

Voici un fait qui vient à l'appui de cette assertion, et qui, quoique terminé par la mort, me paraît propre à démontrer l'action favorable de l'iodure de potassium dans la méningite hydrocéphalique des enfants, même à une période très-avancée :

Une petite fille de six mois et demi, d'une bonne constitution et élevée au biberon commence à présenter des signes de maladie dans les derniers jours de novembre : agitation, fièvre, mauvais sommeil, etc.

Six ou huit jours après ce début l'enfant vomit, crie, s'agite et sa peau devient brûlante. On n'appelle aucun médecin.

Le lendemain 4 décembre, il survient des convulsions, ce qui décide les parents à me faire venir. Je prescris dix centigrammes de calomel en 2 prises, une potion antispasmodique, des sinapismes aux jambes, du coton cardé aux pieds et des compresses réfrigérantes sur la tête.

6 décembre. Les convulsions ont cessé, mais l'enfant est dans le coma. Le pouls est petit, serré et très-accéléré ; la respiration est irrégulière ; les pupilles sont un peu dilatées ; les yeux, enfoncés dans les orbites, sont entourés d'un cercle brunâtre ; la faiblesse est extrême ; la fontanelle antérieure fait une saillie très-prononcée et est le siége de pulsations isochrones à celles du pouls.

Prescription. — Un vésicatoire en dedans de chaque

mollet; — lavement purgatif; sinapismes aux jambes; potion de 60 grammes de véhicule, contenant 0,50 d'iodure de potassium, à faire prendre en 24 heures.

Le lendemain 7, l'enfant va mieux; il ouvre les yeux et semble avoir repris de l'intelligence.

Le lavement a amené une selle abondante.

La potion iodurée est réitérée.

Le 8, l'enfant est retombée dans le coma, respiration haletante, râles abondants dans toute la poitrine; la fontanelle fait toujours une forte saillie; les pupilles sont dilatées, la figure est rapetissée, la faiblesse est extrême; la mort semble imminente.

En présence de ce changement je ne puis m'empêcher de douter que la seconde potion ait été administrée.

Prescription. — Appliquer une mouche de Milan sur la région sternale; donner un lavement purgatif, faire prendre en trois fois, de quatre heures en quatre heures, une petite potion contenant 0,75 c. d'iodure de potassium.

9 décembre. L'enfant ouvre et ferme les yeux; ceux-ci sont moins enfoncés dans les orbites; les râles de la poitrine ont beaucoup diminué; la respiration est moins anxieuse mais encore irrégulière. L'enfant a uriné et a eu une selle naturelle.

Prescription. — On fera prendre en quatre fois, de cinq heures en cinq heures, une potion contenant 0,75 d'iodure de potassium.

10 décembre. L'amélioration est évidente. La figure est plus naturelle; les pupilles ne sont plus dilatées; le sommeil est meilleur; la respiration est plus régulière et il n'existe plus de râles dans la poitrine; mais la fontanelle fait toujours une saillie bien prononcée.

Je prescris la continuation de l'iodure de potassium, à la

même dose ; l'application d'une petite mouche derrière chaque oreille et un peu de lait pour nourriture.

Le même jour, à 4 heures du soir, cette prescription n'étant pas encore exécutée, il survient des convulsions, qui se répètent à de courts intervalles, jusqu'au lendemain, à dix heures et demie du matin, où l'enfant expire sans que les parents aient eu l'idée de me prévenir et sans qu'on ait rien tenté pour combattre cette terrible complication.

Dans la première observation que j'ai citée, la malade avait eu aussi quelques convulsions et nous avions pu les calmer avec de légères inhalations de chloroforme. Ce moyen aurait-il réussi chez l'enfant qui fait le sujet de la dernière observation ? Je ne saurais le dire, mais on conviendra qu'il est bien regrettable que les parents n'aient pas jugé à propos de me faire prévenir lorsque cette complication est survenue.

R.F.

www.ingramcontent.com/pod-product-compliance
Lightning Source LLC
LaVergne TN
LVHW021532140926
848035LV00047B/1316
9782014107678